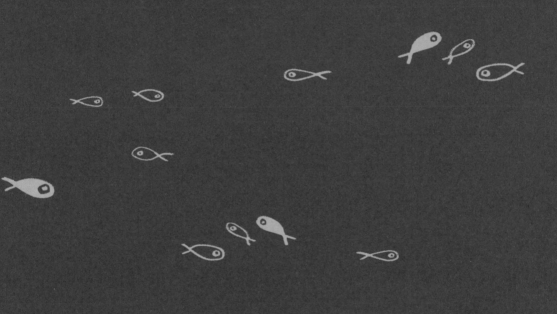

茱蒂絲‧希菲爾 Judith Rieffel

作為共同作者，茱蒂絲提供了她身為患有憂鬱症的家長，
經常要思考如何向孩子解釋這種病症的經驗。

卡洛琳 Mademoiselle Caroline

卡洛琳是才華洋溢且多產的漫畫家，她隸屬於法國漫畫出
版社Delcourt。她與 Julie Dachez 合著《看不見的差異》
（La différence invisible）一書，並被翻譯成七種語言。
她與Christophe André合著了《我的抗憂鬱提案》（Mon
programme anti-dépression）。她曾經撰寫多本書籍，探
討棘手但必要的心理學問題。

腦袋瓜
也有陰天

為孩子解釋「憂鬱症」的溫柔繪本
Du Brouillard dans la tête

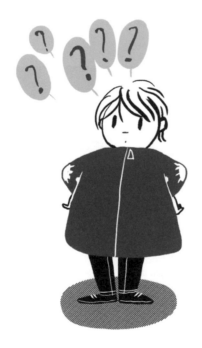

茱蒂絲‧希菲爾 Judith Rieffel —— 著
卡洛琳 Mademoiselle Caroline —— 繪
許雅雯 —— 譯

想像一下……

你獨自在汪洋大海上漂流，
但是身邊連救生圈也沒有。

想像你獨自站在懸崖邊看著眼前的深淵，
身後颳著可以折斷牛角的大風。

或是想像你走在沒有安全繩和防護網的高空繩索上。

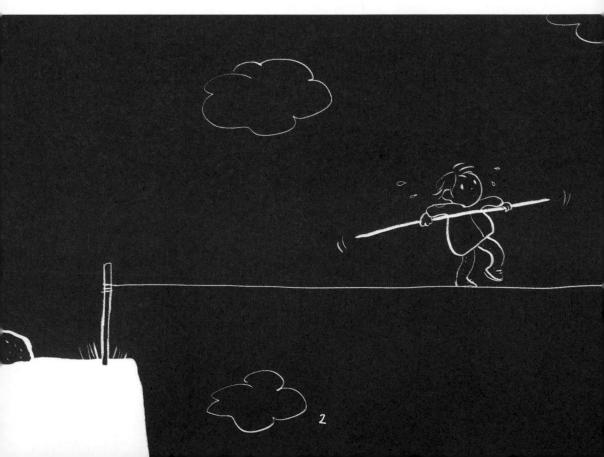

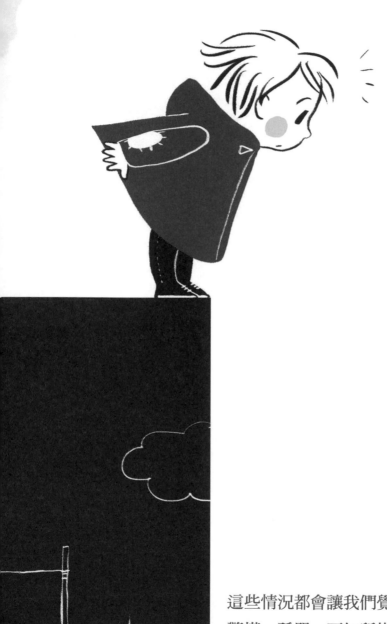

這些情況都會讓我們覺得難受、
驚慌、孤單、不知所措。

接下來要說的故事，和一種名為「憂鬱症」的
疾病有關。

任何人都有可能得到這種疾病，
當然也包括你的爸爸、媽媽。
這種疾病讓人感到害怕，
不過在治療後是可以恢復的。

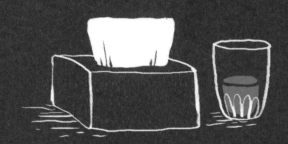

我們要一起認識這種疾病，並試著了解生病的人。

這是克蘿艾的 爸爸 ，他生病了。

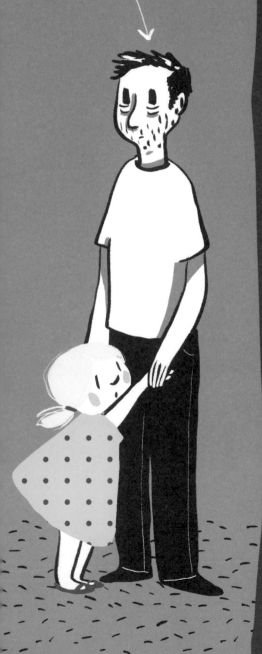

這是朱爾的 媽媽 ，她也生病了。

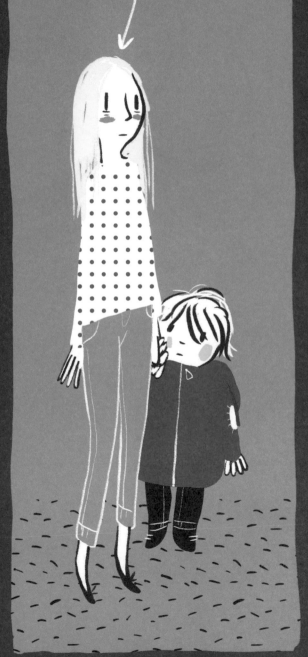

為什麼爸爸老是說：

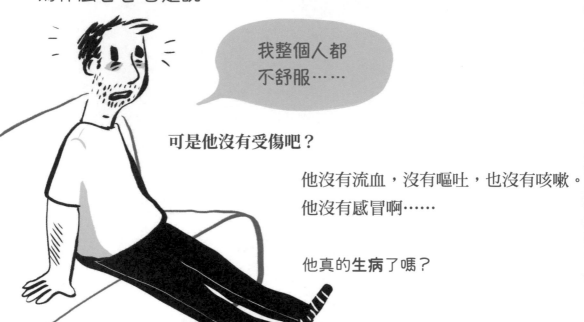

我整個人都
不舒服……

可是他沒有受傷吧？

他沒有流血，沒有嘔吐，也沒有咳嗽。
他沒有感冒啊……

他真的**生病**了嗎？

沒錯，他真的生病了。
可是這種疾病跟你知道的其他病痛不一樣。
它不像你平常很容易在托兒所或學校裡被傳染的感冒或水痘。這種病不是
病毒造成的。

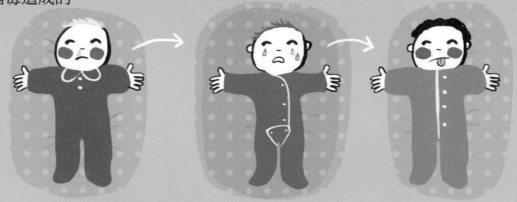

小朋友不會因為爸爸或媽媽得到這種病就被傳染。

這是一種看不到的疾病，就像幽靈一樣。
OK繃、石膏和打針都幫不上忙。

爸爸的身上沒有傷口，
可是他全身都不對勁，
他覺得自己非常**不快樂。**

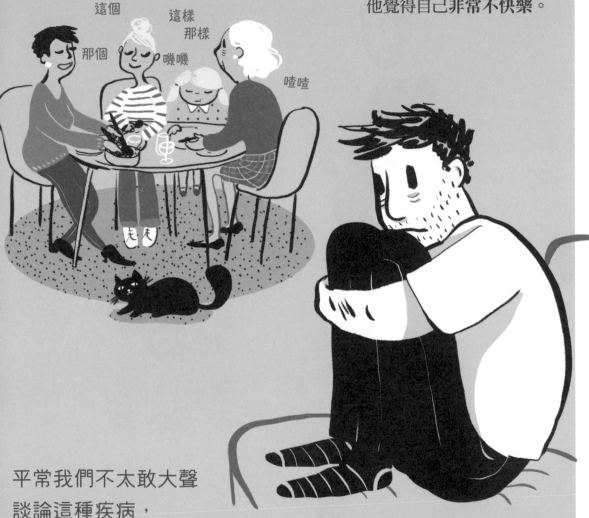

平常我們不太敢大聲
談論這種疾病，

它就像藏在家裡的祕密，巨大又沉重。人們經常覺得有這種病很丟臉，對
親戚朋友和孩子來說，都是一件難以理解的事。

好希望有人可以告訴我關於這種疾病的事

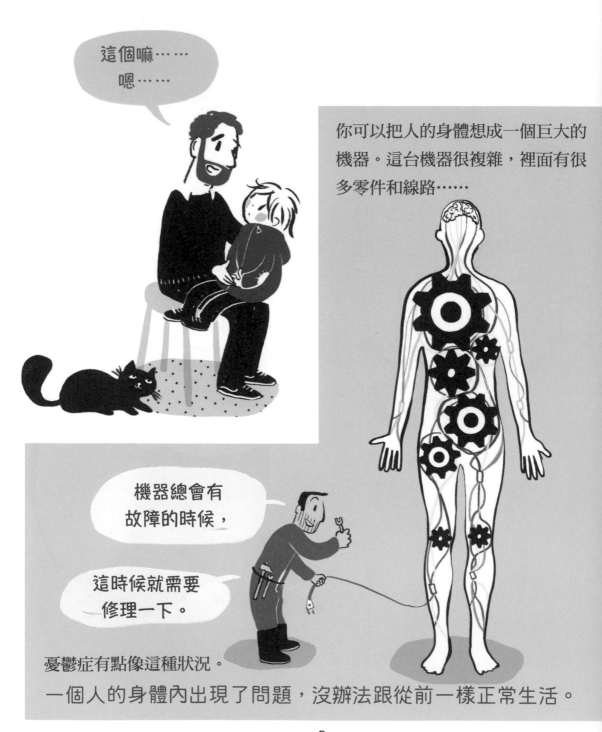

這個嘛⋯⋯
嗯⋯⋯

你可以把人的身體想成一個巨大的機器。這台機器很複雜，裡面有很多零件和線路⋯⋯

機器總會有故障的時候，

這時候就需要修理一下。

憂鬱症有點像這種狀況。

一個人的身體內出現了問題，沒辦法跟從前一樣正常生活。

媽媽的頭腦裡和身邊都好像罩著
一團濃霧。

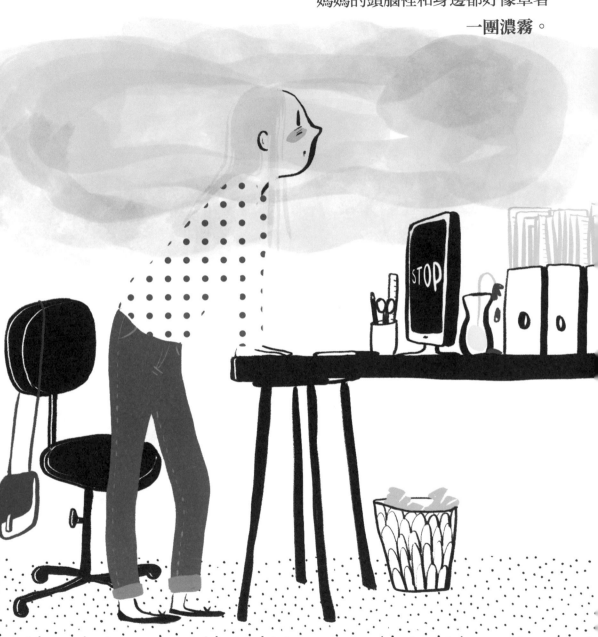

因為這樣，她沒辦法思考，也沒辦法專心。甚至可能要暫停工作。

我覺得爸爸有好多煩惱。

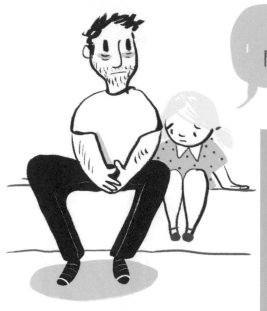

為什麼他
開心不起來呢？

憂鬱症患者的頭腦裡有些地方故障了，
他們的頭腦會扭曲事實。

比如說，明明放在眼前的是一顆鮮美
的蕃茄，可是有憂鬱症的人就會覺得
那是一顆又臭又醜的蕃茄。

我們的大腦就像一個
大海綿，存放了從出
生那一刻起發生的每
一件事。有好的回憶
和時光，也有壞的回
憶和時光。

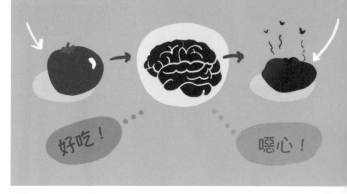

好吃！

噁心！

那些壞的回憶和經歷（我們也稱之為創傷）會在大腦裡留下痕跡。

糟糕的回憶　　　　　很糟糕的回憶　　　　　非常糟糕的回憶

大腦

憂鬱症患者的大腦會被那些糟糕的回憶佔據。

他們的頭腦裡會「反覆上演」過去的負面回憶，就像牛會反覆咀嚼牠們吃下去的草一樣。這種情況會讓病患非常難受。

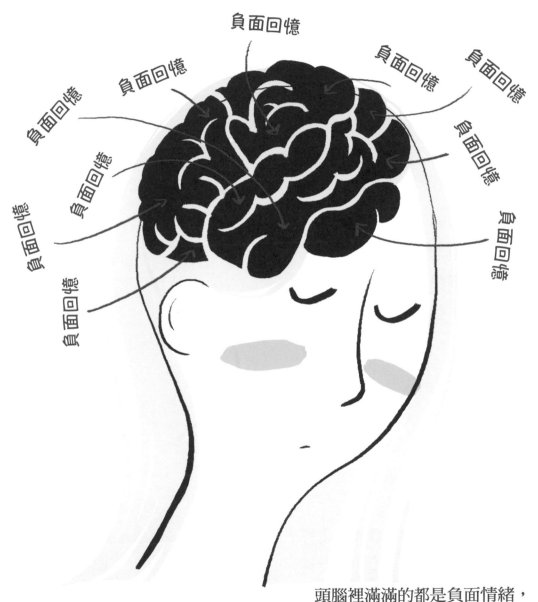

負面回憶

負面回憶

負面回憶

負面回憶

負面回憶

負面回憶

負面回憶

負面回憶

負面回憶

負面回憶

負面回憶

負面回憶

頭腦裡滿滿的都是負面情緒，
就會沒有位置可以裝快樂的事。

媽媽為什麼一直哭？

我騎腳踏車摔倒時也會哭，
可是只要貼上OK繃，
再加一個大親親，
我就會好很多了！
我要把OK繃貼在哪裡，才能讓媽媽好起來？

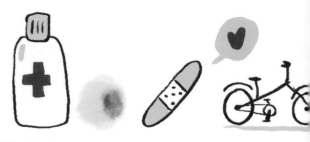

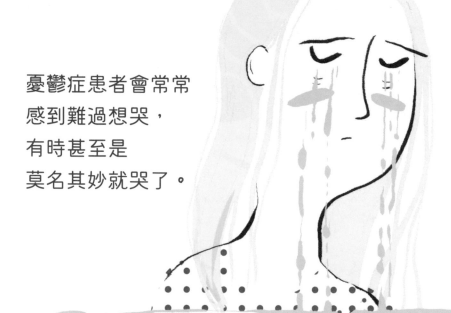

憂鬱症患者會常常
感到難過想哭，
有時甚至是
莫名其妙就哭了。

媽媽不管早上、晚上或夜裡都在哭。
她的眼淚停不下來。
可是這種哭泣和你從腳踏車上摔下來，或是受傷、難過、被罵，
覺得不公平時的難過心情不一樣……
憂鬱症患者的眼淚是自己流下來的。
就像水壩洩洪一樣，讓人覺得不可思議。

我沒有辦法讓媽媽開心起來。

她不需要OK繃，而是很多很多的愛和安慰。

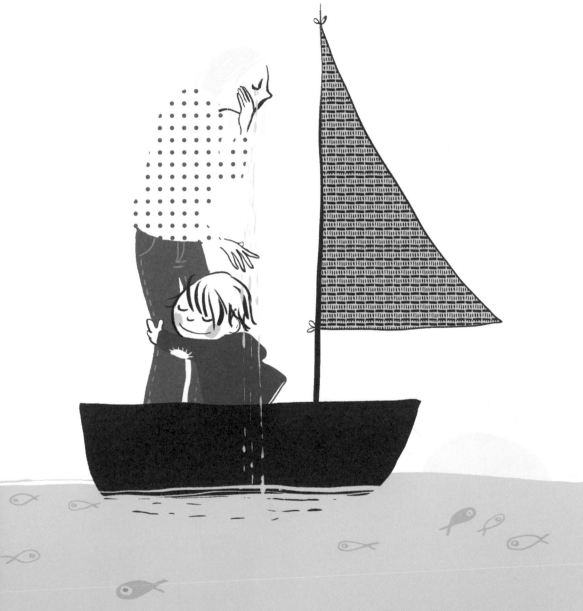

也需要一個醫生給她適當的治療。

爸爸一整天都黏在沙發上，不跟我玩，不陪我去公園，
也不帶我去看電影。我覺得他好像不要我了。

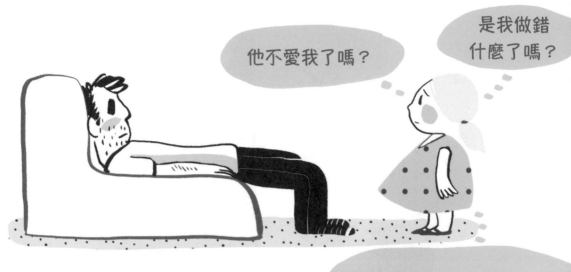

不是的。爸爸不是不要
你了，他只是沒辦法像以前
一樣表現出他愛你。
因為生病，他變得不一樣了，
但他還是全心全意愛你。
他只是像活在一個大泡泡裡走
不出來。這個世界和他身邊的
人都被泡泡隔絕了。

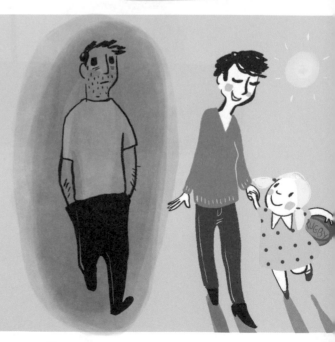

爸爸一直都很累，就連早上剛起床的時候也看起來好累。
明明才剛醒來，他就又想躺回床上睡覺了。

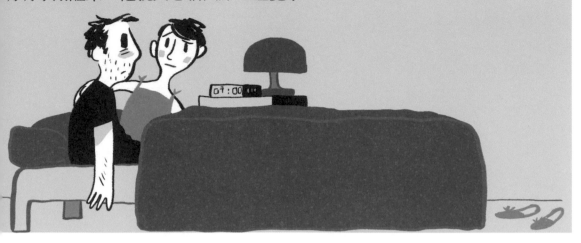

他對任何事情都提不起興趣，愛心餐點、美味甜點、全家出遊、拜訪朋友、
運動、看電影⋯⋯這些以前很喜歡的事，現在也都不想了。

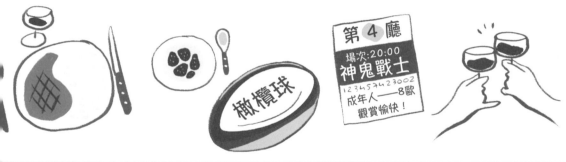

你可能會以為是自己做錯了什麼，
而有滿滿的罪惡感，但並不是這樣。

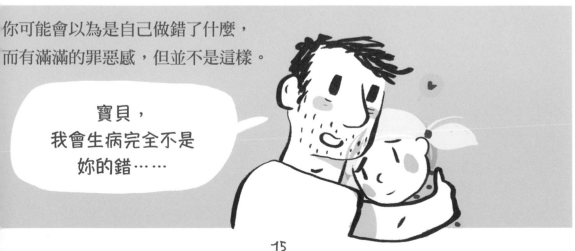

寶貝，
我會生病完全不是
妳的錯⋯⋯

想像一座漂浮在海上的冰山⋯⋯
海平面上可以看到的只是一小部分，還有更大一部分都藏在海平面下。
想像一個人就像這座冰山。

看得到的部分：

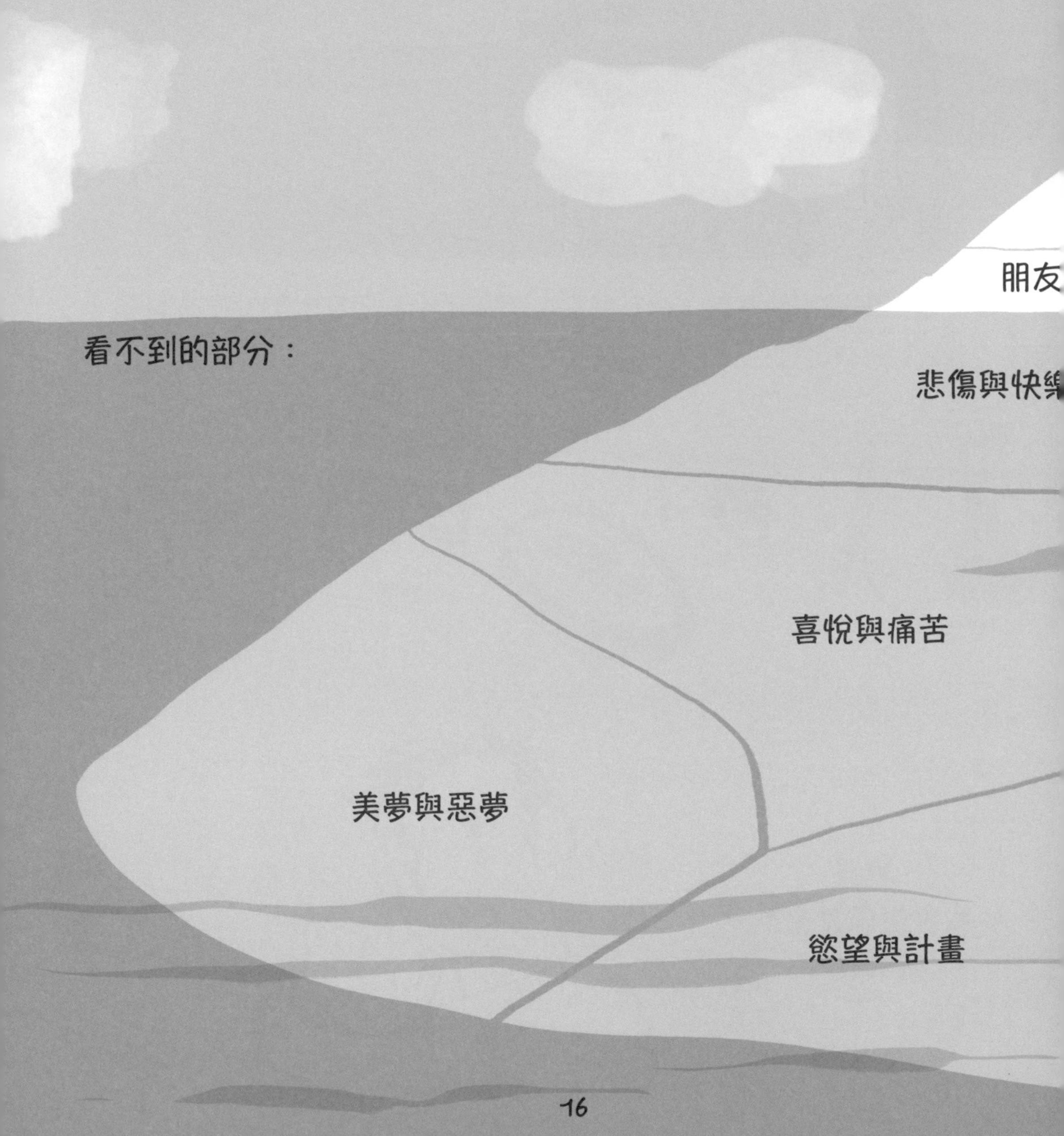

朋友

看不到的部分：

悲傷與快樂

喜悅與痛苦

美夢與惡夢

慾望與計畫

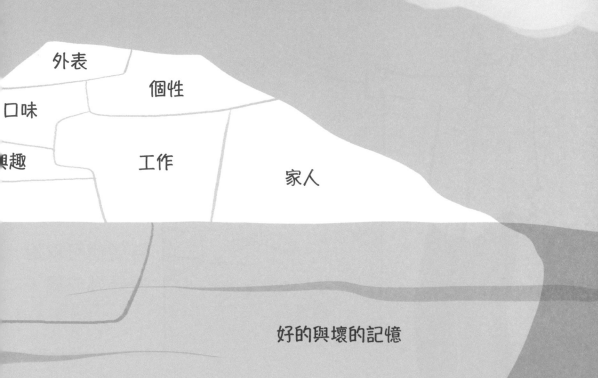

外表

個性

口味

興趣

工作

家人

好的與壞的記憶

海平面下的那一大部分代表藏在我們心裡的東西。

找到這些深藏的原因才能治療憂鬱症患者。

然而，沒有人知道這個探索的過程需要花多少時間。

一定要有耐心。可是如果病人可以盡快找醫生幫忙，恢復的速度
也會比較快。

媽媽說她要去看專門治療這種病的醫生。

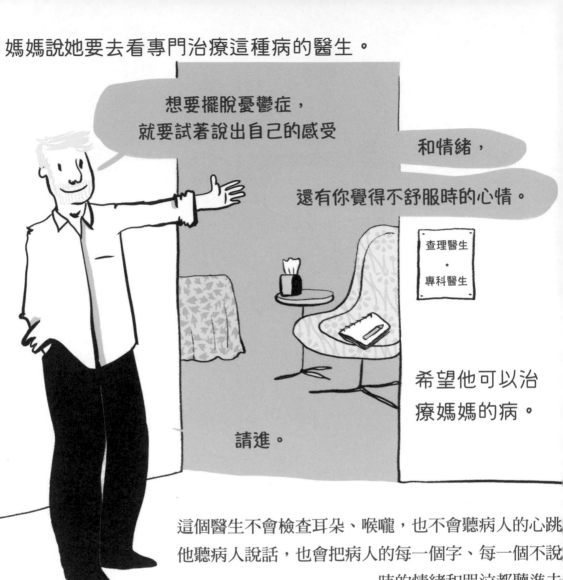

想要擺脫憂鬱症，
就要試著說出自己的感受

和情緒，

還有你覺得不舒服時的心情。

查理醫生
·
專科醫生

希望他可以治
療媽媽的病。

請進。

這個醫生不會檢查耳朵、喉嚨，也不會聽病人的心跳
他聽病人說話，也會把病人的每一個字、每一個不說
時的情緒和哭泣都聽進去

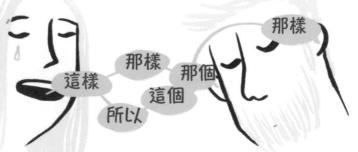

那樣

那樣

這樣

那個

那個

這個

所以

他很習慣幫助
罹患這種病的人

這是他的職業。

醫生的診所裡有隻貓，牠總是在地毯上睡覺，
好像聽病人的故事就可以睡著。
又或者，牠聽到的那些故事
就像一團糾結的毛線，
醫生的任務就是把那些結解開。

可能有很多結，需要
時間慢慢解開。

隨著科學的進步，醫生也越來越了解應該怎麼治療這種疾病了。

爸爸可以找回他燦爛的笑容嗎？

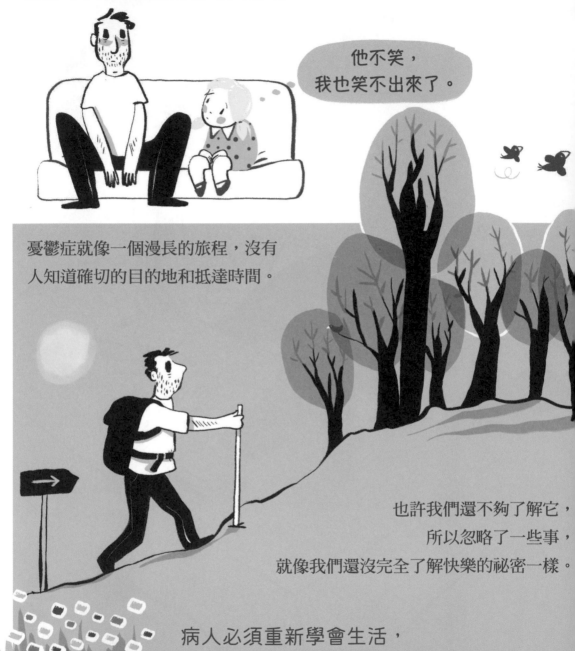

他不笑，
我也笑不出來了。

憂鬱症就像一個漫長的旅程，沒有
人知道確切的目的地和抵達時間。

也許我們還不夠了解它，
所以忽略了一些事，
就像我們還沒完全了解快樂的祕密一樣。

病人必須重新學會生活，
才能再一次嚐到快樂的滋味。

一步一步來，慢慢的走。

重新學會呼吸、學會注視、學會感受、學會觸摸、學會品味、
學會觀察、學會欣賞、學會愛自己並愛別人。

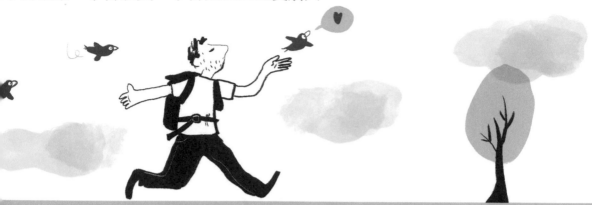

他會經過陌生的國度，也需要穿越濃密、嚇人的森林，還有乾燥、蒼涼的沙漠；冰凍、艱險的高山；無邊無際、寒冷的大海。然而，在旅途的盡頭，總有過去不經意忽略的美好事物等待著。

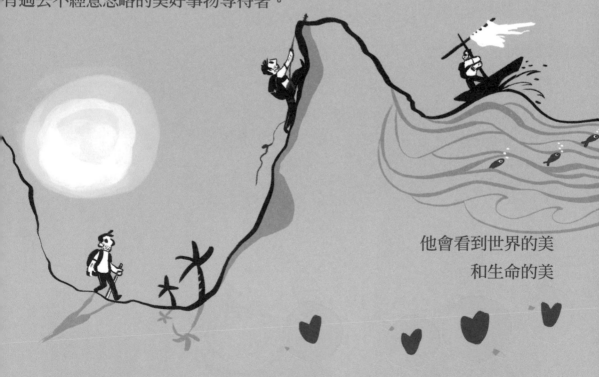

他會看到世界的美
和生命的美

會的，爸爸一定會再一次展開笑容。

我想幫媽媽，讓她快點好起來，
今天，我鼓起勇氣對她說：

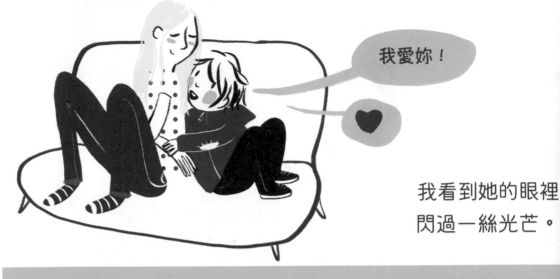

我愛妳！

我看到她的眼裡
閃過一絲光芒。

會的，慢慢的，媽媽眼裡的光會再度閃耀，再一次散發生命與愛。
當她開始好轉後，你就可以幫上一點忙了。

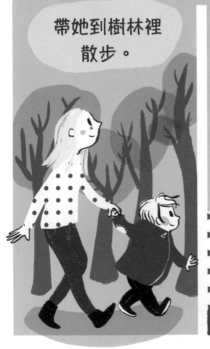

帶她到樹林裡
散步。

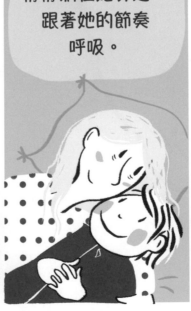

靜靜躺在她身邊，
跟著她的節奏
呼吸。

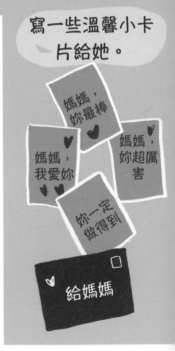

寫一些溫馨小卡
片給她。

媽媽，
妳最棒

媽媽，
妳超厲
害

媽媽，
我愛妳

妳一定
做得到

給媽媽

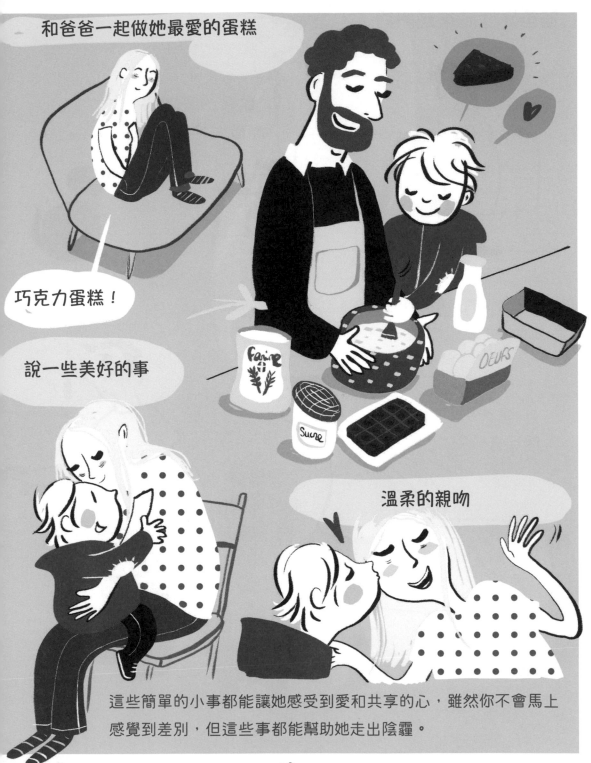

這些簡單的小事都能讓她感受到愛和共享的心，雖然你不會馬上感覺到差別，但這些事都能幫助她走出陰霾。

爸爸好像越來越開朗了。

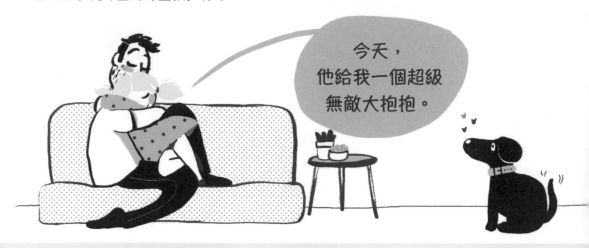

今天，
他給我一個超級
無敵大抱抱。

病人恢復的過程很像在變身。
就像毛毛蟲蛻變成蝴蝶，他的心情也會慢慢轉換……

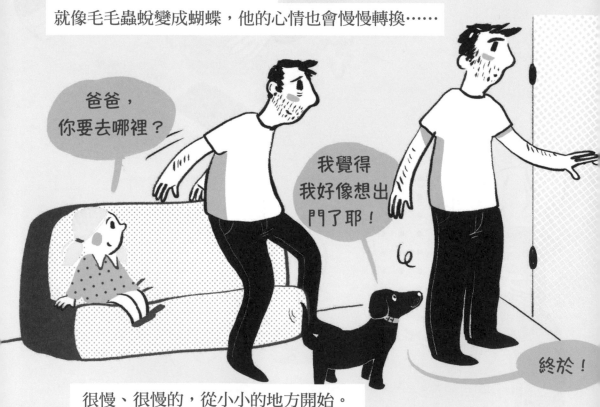

爸爸，
你要去哪裡？

我覺得
我好像想出
門了耶！

終於！

很慢、很慢的，從小小的地方開始。

直到有一天，蝴蝶會展開翅膀，再次飛向自由的天空

他會找回自己。
　　　　找到屬於自己的模樣。

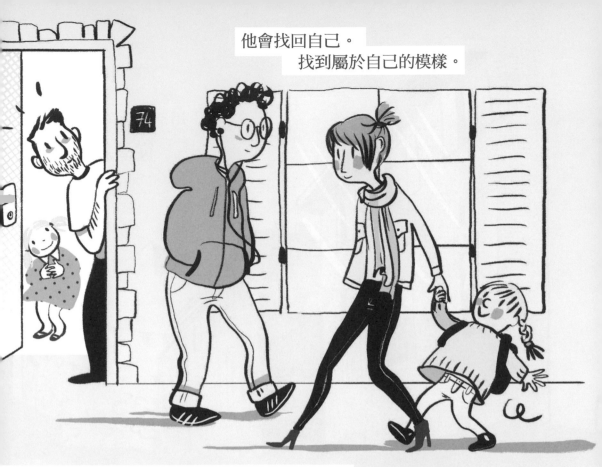

就像毛毛蟲破繭而出，迎向新生命，再次飛翔。

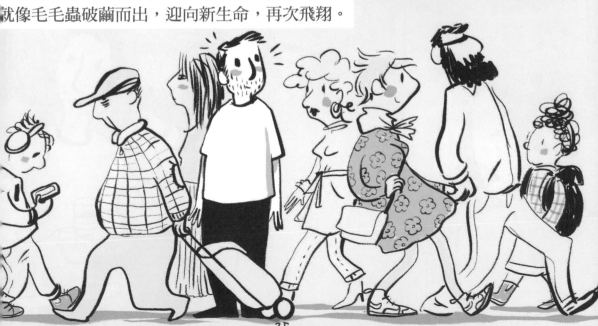

25

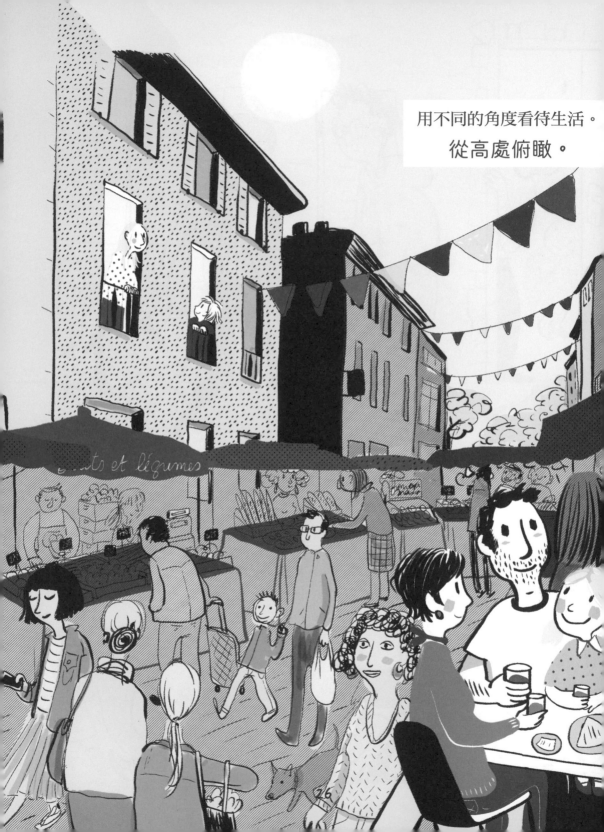

用不同的角度看待生活。
從高處俯瞰。

最後，當她開始好轉時，她會發現，

這場病改變了她的人生，也讓生命更精彩。

這種病能幫助我們更了解自己，也會讓我們看得更清楚
哪些事對自己好，哪些不好。

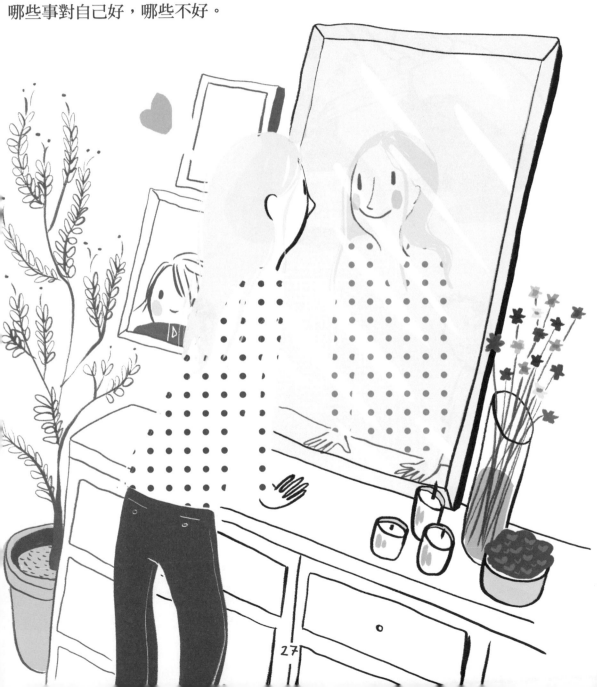

也許，這種病也能讓他學會走向**更美好的人生**。

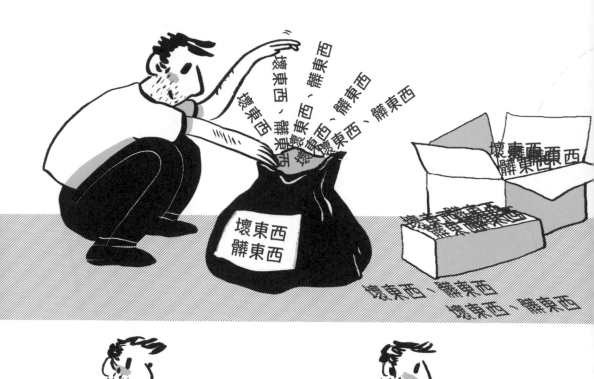

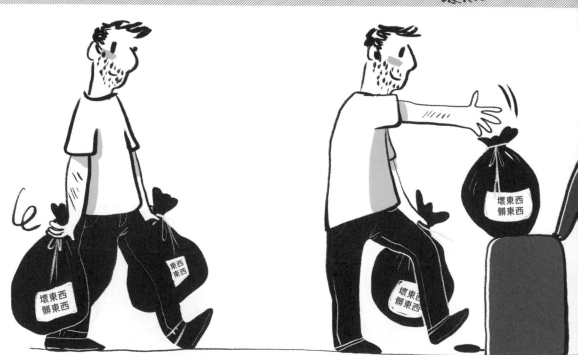

也學會了好多幫助自己長大的事，還有用不同的眼光看待生活的方法。

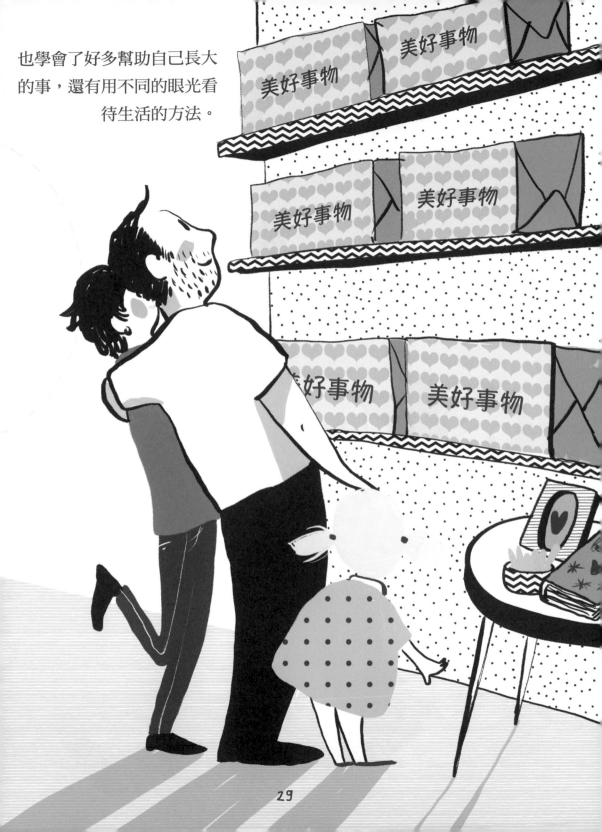

美好事物
美好事物
美好事物
美好事物
美好事物
美好事物

現在的他們，笑起來更美了。
就像在身上施了魔法。

有滿滿的動力做好多事了！！！

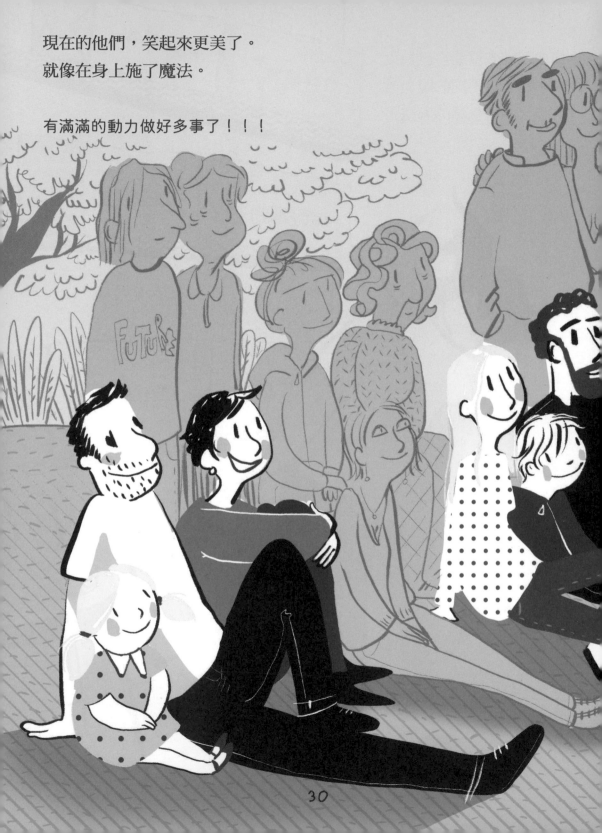

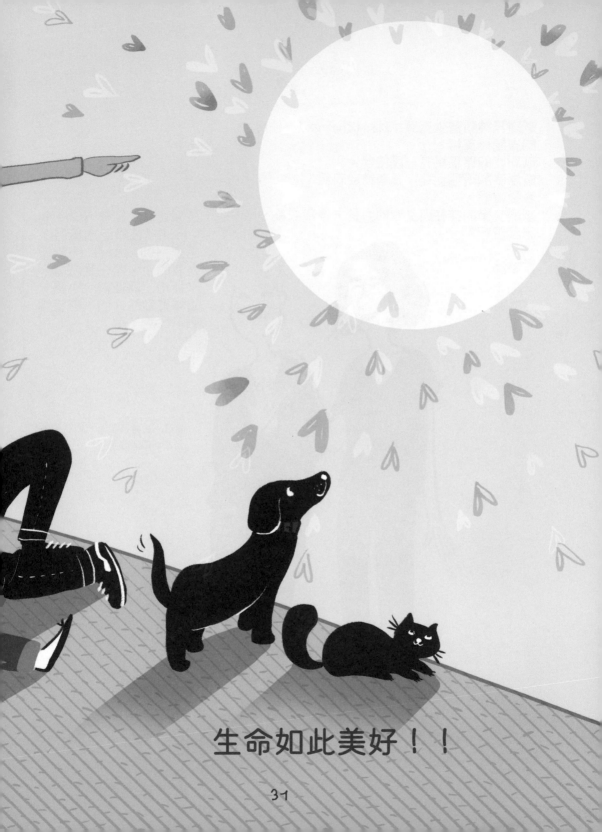

生命如此美好！！

感謝精神科醫生茲莫-梅林 (Zimmer-Merlin) 的審閱與支持。
感謝我的伴侶馬克一路陪伴。
感謝我的兩個女兒，瑪蒂德和莉絲，
我愛妳們。
感謝文學的存在與文字的力量，帶我成長、
讓我茁壯。

茱蒂絲

感謝查理·昆奇 (Charly Cungi) *帶我走出低谷；
感謝阿和 (Raf) 一直牽著我的手，陪在我左右。
卡斯柏、柯斯莫、小梅，
這本書獻給你們，希望你們可以更了解。

卡洛琳

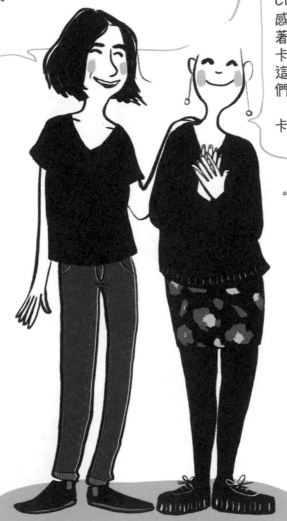

* 譯註：精神科醫生，寫了不少
　憂鬱症相關的書

小野人　41

腦袋瓜也有陰天

為孩子解釋「憂鬱症」的溫柔繪本
Du Brouillard dans la tête

作　　者　茱蒂絲‧希菲爾 Judith Rieffel
繪　　者　卡洛琳 Mademoiselle Caroliner
譯　　者　許雅雯

野人文化股份有限公司
社　　長　張瑩瑩
總 編 輯　蔡麗真
責任編輯　徐子涵
行銷企畫　林麗紅、蔡逸萱、李映柔
封面設計　周家瑤
內頁排版　洪素貞

讀書共和國出版集團
社　　長　郭重興
發行人兼出版總監　曾大福
業務平臺總經理　李雪麗
業務平臺副總經理　李復民
實體通路組　林詩富、陳志峰、郭文弘、吳眉姍
網路暨海外通路組　張鑫峰、林裴瑤、王文賓、范光杰
特販通路組　陳綺瑩、郭文龍
電子商務組　黃詩芸、李冠穎、林雅卿、高崇哲
專案企劃組　蔡孟庭、盤惟心
閱讀社群組　黃志堅、羅文浩、盧煒婷
版 權 部　黃知涵
印 務 部　江域平、黃禮賢、林文義、李孟儒
出　　版　野人文化股份有限公司
發　　行　遠足文化事業股份有限公司
　　　　　地址：231 新北市新店區民權路 108-2 號 9 樓
　　　　　電話：（02）2218-1417　傳真：（02）8667-1065
　　　　　電子信箱：service@boOKrep.com.tw
　　　　　網址：www.boOKrep.com.tw
　　　　　郵撥帳號：19504465 遠足文化事業股份有限公司
　　　　　客服專線：0800-221-029
法律顧問　華洋法律事務所　蘇文生律師
印　　製　呈靖彩藝有限公司
初版首刷　2022 年 1 月

9789863846529(精裝)
9789863846628 (EPUB)
9789863846611 (PDF)

國家圖書館出版品預行編目（CIP）資料

腦袋瓜也有陰天：為孩子解釋「憂鬱
症」的溫柔繪本 / 茱蒂絲‧希菲爾
(Judith Rieffel) 著；卡洛琳 (Mademoiselle
Caroline) 繪；許雅雯譯 . -- 初版 . -- 新北
市：野人文化股份有限公司出版：遠足
文化事業股份有限公司發行 , 2022.01
　面；　公分 . -- (小野人；41)
譯自：Du Brouillard dans la tête
ISBN 978-986-384-652-9 (精裝)

1.CST: 憂鬱症 2.CST: 繪本

415.985　　　　　　　　110020872

Original title : Du brouillard dans la tête © 2020,
Groupe Elidia Editions Desclée de Brouwer 10, rue
Mercoeur – 75011 Paris 9, Espace Méditerranée –
66000 Perpignan www.editionsddb.fr
ISBN : 978-2-220-09661-2

腦袋瓜也有陰天

野人文化
官方網頁

野人文化
讀者回函

線上讀者回函專用
QR CODE，你的寶
貴意見，將是我們
進步的最大動力。

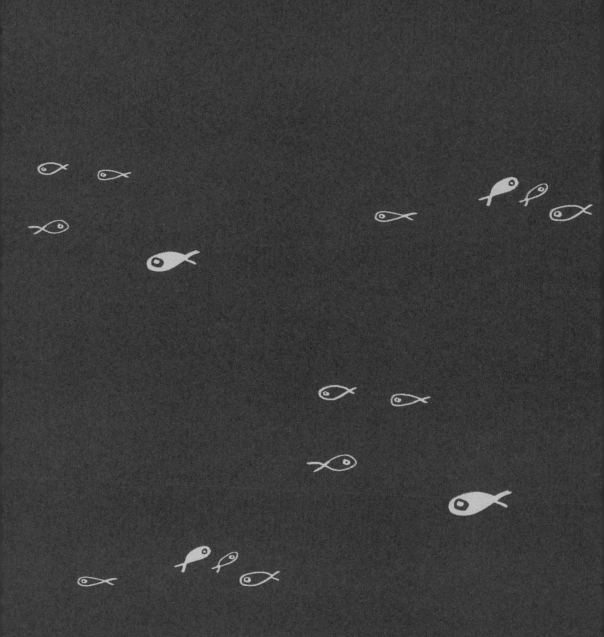